# RÈGLEMENT

DE

# L'URINATION NOCTURNE

## CHEZ LES PROSTATIQUES

PAR

## P. DIDAY

EX-CHIRURGIEN EN CHEF DE L'HOSPICE DE L'ANTIQUAILLE

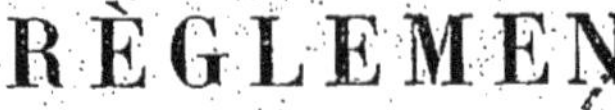
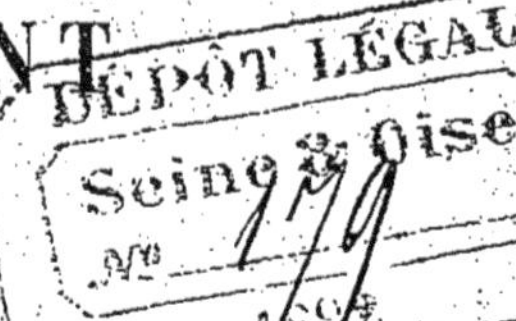


PARIS

ASSELIN ET HOUZEAU

LIBRAIRES DE LA FACULTÉ DE MÉDECINE

PLACE DE L'ÉCOLE-DE-MÉDECINE

—

1892

# RÈGLEMENT

DE

## L'URINATION NOCTURNE

### CHEZ LES PROSTATIQUES

# RÈGLEMENT

DE

# L'URINATION NOCTURNE

## CHEZ LES PROSTATIQUES

PAR

## P. DIDAY

EX-CHIRURGIEN EN CHEF DE L'HOSPICE DE L'ANTIQUAILLE

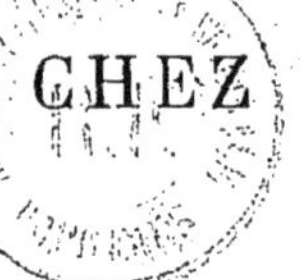

———

## PARIS

### ASSELIN ET HOUZEAU

LIBRAIRES DE LA FACULTÉ DE MÉDECINE

PLACE DE L'ÉCOLE-DE-MÉDECINE

—

1892

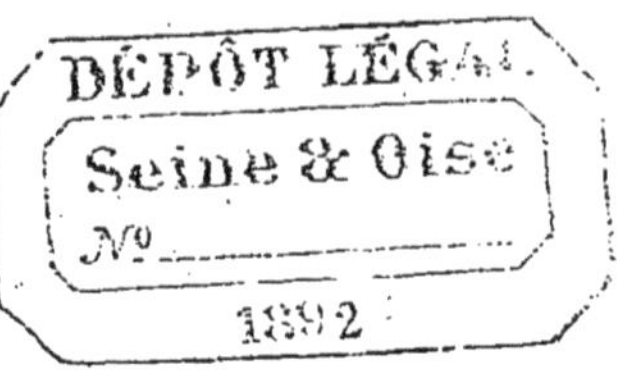


# RÈGLEMENT

### DE

# L'URINATION NOCTURNE

## CHEZ LES PROSTATIQUES

---

> « Il faut entrer dans l'intimité
> de la vie de votre malade. »
> PROFESSEUR GUYON.
> (*Malad. des org. génito-urinaires*,
> 1889, p. 715.)

Au début de sa déchéance urinatoire, alors que, pendant le jour, la fonction s'accomplit encore presque normalement, il est pour le prostatique une assez longue période où chaque nuit le condamne aux rudes épreuves d'une dysurie qui non seulement porte atteinte à son sommeil, mais, par une lente gradation, compromet aussi sa nutrition générale.

La lésion matérielle — sclérose vésico-prostatique — d'où cette dysurie procède n'a pas encore trouvé son remède, mais elle a des palliatifs. Il y a des moyens pour aider à la fonction défaillante, moyens qu'il importe d'autant plus de connaître que, faute de les employer, non seulement il y a souffrance produite mais danger imminent. Tout ne consiste pas en une incom-

modité qu'on supporte avec plus ou moins de résigna-
tion. Ici le processus morbide anatomique est accru,
accéléré par le fait même de l'imperfection fonctionnelle
qu'il engendre ; car l'effort que la vessie doit déployer
pour vaincre l'obstacle détermine une stase veineuse
d'où résulte l'accroissement de la masse qui constitue
cet obstacle ; de telle sorte, pourrait-on dire dans l'espèce,
que quiconque de ces misérables urine mal aujourd'hui
est par cela seul prédestiné à uriner plus mal demain,
à ne plus pouvoir uriner après-demain ! Tâchons donc,
pendant qu'il en est temps, de leur apprendre à uriner
le *mieux possible*.

La prostate est entourée d'un large réseau veineux,
réseau qui communique avec le système veineux des
régions voisines (rectum, vessie, bulbe uréthral), régions
très sujettes à subir des compressions (constipation, sta-
gnation de l'urine, érections). Chacun de ces états est
donc une cause indirecte, mais active, de compression,
partant de congestion pour les veines qui desservent la
prostate.

Ainsi exposée de par ses connexions, la prostate l'est
surtout en raison de la fonction à laquelle elle participe,
de l'urination.

Par la stase sanguine qu'il détermine, tout effort fait
par un prostatique pour évacuer l'urine — au moment où
il est sous le coup d'une autre cause de congestion lo-
cale — produit une aggravation de sa lésion. Pour
l'homme d'un certain âge qui commence à *sentir sa
prostate*, le secret, disons la sauvegarde, consiste donc à
s'ingénier, à faire en sorte qu'à chaque évacuation la
sortie du maximum d'urine soit obtenue au prix du minimum d'efforts.

Or, ce programme est-il ordinairement rempli? Est-il même connu? L'intéressé en a-t-il seulement le soupçon?... Voyons-le à l'œuvre.

Tiré de son premier sommeil par l'envie d'uriner, le prostatique saute à bas du lit, prend le vase et pousse. Il pousse et rien ne vient, rien ou parfois quelque chose, mais si peu que ce n'est pas la peine, une émission qui d'elle-même s'arrête au bout de huit à dix secondes.

Déconcerté, mais ne connaissant qu'une manière de se débarrasser, notre homme après un court intervalle, sans avoir attendu la naissance d'un nouveau *besoin*, renouvelle sa tentative. Réitérée dans les mêmes conditions, elle ne peut donner, ne donne qu'un même ou pire résultat, et le voilà harassé, de ces impuissants essais, désolé de la radicale inutilité de leur effet, s'ingéniant à changer d'attitudes, toujours *poussant* jusqu'à bout de forces; secondant sans mesure l'instinctive et insuffisante contraction vésicale par la contraction volontaire des parois abdominales; arpentant à pas heurtés la triste chambre « théâtre de ses gênes »; maudissant entre temps sa prostate, ce malencontreux organe dont l'Esprit malin semble n'avoir exclusivement doté l'homme qu'afin de l'empêcher de justifier sa définition biblique : « *Homo, animal mingens ad parietes.* »

Pour pouvoir secourir la victime, analysons les causes de son supplice.

Au moment que j'ai précisé, à l'instant où il s'éveille de son premier sommeil, le malade éprouve bien l'envie d'uriner, mais c'est un incomplet, sinon faux besoin, uu besoin *vésical*, causé seulement par la présence de l'urine dans la vessie. En effet, il ne ressent, il ne peut ressentir que celui-là, puisque la congestion prostatique et péri-

prostatique qui résulte du sommeil empêche momen-
tanément l'urine de parvenir jusqu'au sphincter uréthral
de manière à éveiller la seule sensation qui sollicite
utilement la fonction en provoquant la seule contraction expultrice qui puisse l'exercer.

Quelle conséquence, partant quelle règle de conduite
tirer de cette explication?

C'est tout simple : résister à la fausse envie. Par cela
seul que c'était une fausse envie, vous le pouvez sans
peine. Réprimez-la donc et attendez, attendez que le vrai
besoin se dessine. A mesure que la congestion péri-vési-
cale diminue (ce dont la complète flaccidité de la verge
est le signe certain) vous le sentez lui, grandir peu à peu.
Laissez-le se bien établir en y résistant, en attendant un
peu, puis un peu de nouveau encore, si cela est nécessaire.

« Mais enfin, allez-vous me demander combien de
temps attendre? Ou plutôt à quel signe reconnaître
qu'on a assez attendu? » Quelque difficile que semble
la réponse à une question aussi pressante, je suis en
mesure de vous donner une indication précise.

*En principe*, ne mettez la force expultrice en action
qu'au moment même où vous serez sûr que simultanément va jaillir l'effet.

*En fait*, techniquement, quelque forte qu'elle soit de-
venue, progressivement aiguisée par ces temporisations
successives, quelle que soit, ou *que vous paraisse* l'envie
d'uriner, n'y cédez que lorsque vous avez *éprouvé au
méat, éprouvé bien distinctement la sensation comme
d'une goutte d'eau fraîche* (1). L'instant est venu : lâchez

(1) Cette sensation ne provient cependant point d'une goutte d'urine
parvenue jusqu'au méat : elle résulte de l'impression, transmise par voie
réflexe, qu'a causée sur le sphincter uréthral le contact de l'urine, de
l'urine *qui veut sortir.*

tout alors, pauvre éprouvé, lâchez tout, et « je vous promets merveille ».

Pardon cependant : demi, ou pour mieux dire, de moitié trop brève merveille. Grâce au mécanisme recommandé, un jet nourri et soutenu s'est produit. Mais il cesse prématurément, et au moment où il s'arrête, vous avez conscience que la vessie n'est pas vidée. Suspendez alors toute contraction ; n'*essayez* qu'un seul petit *coup de piston ;* tout effort de plus serait en pure perte ; il serait même nuisible, puisque, en congestionnant le plexus veineux sous-vésical et en lassant sans fruit l'appareil contractile expulsif, il retarderait l'effet, il compromettrait le succès de la manœuvre qui va suivre.

Car il faut vous y soumettre, c'est à recommencer une seconde, puis peut-être une troisième fois ; à recommencer selon le même plan. Seulement l'urine retenue dans la vessie étant chaque fois en quantité de moins en moins considérable, les envies d'uriner exigeront naturellement un temps de plus en plus long pour être suscitées de manière à amener un résultat ; et naturellement aussi la quantité d'urine évacuée sera de moins en moins abondante. D'ailleurs, toujours même attention à ne pas lancer trop tôt le jet, à n'en pas pousser trop fortement, trop obstinément, les dernières gouttes.

Telle que je me plais à vous la détailler, cette stratégie vous semble bien longue, n'est-ce pas ? Mais, à ce prix, songez à ce que vous avez gagné. D'abord, bénéfice net, un second sommeil tranquille de deux ou trois heures. Puis songez surtout aux suites, à la deuxième puis troisième période du prostatisme, à la rétention d'urine, aux graves lésions vésicales, rénales, auxquelles sans cela, plus tard, bientôt peut-être, vous êtes presque

fatalement voué. Et même en ne tenant compte que de
votre intérêt actuel, que du bien-être présent, songez
au piteux résultat à obtenir des efforts inconsidérés
où, faute de cette réglementation méthodique, vous
alliez vous débattre et vous épuiser en pure perte.

Mais il y a plus. Comme dans les prospectus dont la
presse moderne est coutumière, à tout lecteur qui suivra
mes conseils j'offre une prime, et, certes la plus précieuse qu'il pût entrevoir. Au lieu de l'*ataxie urinatoire*
qui, dans leur désarroi, présidait seule, chez eux, à cette
fonction si essentielle, que les prostatiques observent les
règles ci-dessus; qu'ils les observent strictement, sans
relâche, se faisant comme un point d'honneur de n'en
jamais dévier, et leur fidélité court la chance d'une ré-
compense sur laquelle elle n'osait compter. Ce régime
que je préconise comme palliatif peut donner plus qu'il
n'a promis. Sans conclure de là qu'il guérit, je l'ai vu
améliorer un état morbide qu'on s'accorde à considérer
comme fatalement progressif; je l'ai vu même opérer un
mouvement sensible de régression du progressus hyper-
trophique. Au bout de deux ou trois mois tel prostatifère
s'aperçoit, un beau jour, que le jet est plus facile, plus
durable, que le coup de piston terminal, au lieu d'exiger
un effort, s'accomplit comme un acte instinctif sans le
secours de la volonté. Il arrive même parfois, parmi
ces phénomènes de retour au mode fonctionnel normal,
quelque chose de curieux. Un client, bon observateur,
qui traversait cette heureuse période, me confiant ses
réflexions en même temps que ses impressions : « J'ai
senti, me disait-il, comme si l'urine s'était frayée un
nouveau cours, comme si elle passait par une voie aban-
donnée depuis quelque temps : et ce changement, cette

reprise de possession de l'ancien domaine n'allait pas sans une sensation insolite, nouvelle preuve de la réalité du fait ».

Le client ne s'y trompait point, en effet; il aurait même dû s'y attendre; car la chose est naturelle, et je puis le prouver par la voie des contraires. C'est un fait généralement observé, une remarque énoncée par tous les auteurs que, chez les prostatiques, la rétention d'urine, qui va marquer dans l'évolution de leur mal un nouveau pas, se déclare ordinairement à la suite d'un refroidissement, d'un excès, d'un voyage. Et néanmoins ils s'étaient déjà exposés souvent à de semblables influences sans qu'il en fût résulté d'inconvénients sérieux. Pourquoi y ont-ils été plus sensibles cette fois? Parce que le *progrès ascendant* de la formation néoplasique avait peu à peu atteint le degré auquel la fonction, jusque-là simplement entravée, est frappée d'arrêt. C'est en style figuré la « goutte qui fait déborder le vase », — dans l'espèce, hélas! qui l'empêche de déborder! Telles surprises et telles méprises engendrent le cours de cette excrétion si essentielle, étrange objet d'une incurable insouciance dans le monde des clients.

Mais elles les engendrent en bien comme en mal. De même que souvent la fonction qui s'exerce de manière à suffire cache un organe qui s'altère, de même, parfois aussi la fonction qui depuis longtemps laissait quelque chose à désirer a pu cacher un organe qui se restaure. L'œuvre de Mercier fournit à cet aperçu l'appui le plus solide. Fondée sur de minutieuses observations dont chaque phase, chaque incident furent expliqués par l'autopsie, elle montre comment, selon le siège qu'il occupe, un simple pli de tissu hypertrophié peut ou ne peut pas former valvule, barrière ; combien par conséquent il faut peu pour qu'il en résulte ou n'en résulte pas un obstacle au cours de l'urine, pour que cet obstacle accidentellement ou augmente ou bien s'affaisse.

Ainsi auront opéré dans ce dernier sens, dans le bon — et parfois à l'insu du malade, qui ne voit là qu'un effet fortuit — auront opéré, dis-je, l'usage aux repas d'un vin moins alcoolique ou plus cuvé ; une détente morale ; une vie moins sédentaire, plus agissante ; quelque accalmie météorologique ; une dérivation accidentelle par herpétisme, furoncles, coryza ; le port d'une flanelle plus épaisse ; le renoncement à certaines occupations ou distractions peu hygiéniques ; la relâchante saison des fruits rouges ; une diète lactée intercurrente ; un changement de résidence et de climat ; le traitement efficace d'une cystite concomitante, etc.

Mais le praticien a mieux à faire que de compter pour ses clients sur ce bénéfice de nature. C'est un prophylactique qu'ils attendent de nous. J'ai dit, tout à l'heure, en quoi il consiste. « Évacuer le maximum d'urine au prix du minimum d'efforts. » Et j'ai tracé à grands traits les règles de la gymnastique propre à réaliser cet objectif. Mais la gymnastique est difficile, laborieuse, pénible à exécuter, lente à opérer. N'y a-t-il pas des moyens d'aller plus vite en besogne, c'est-à-dire de réveiller d'une part la sensibilité vésicale émoussée, d'autre part d'exciter la contraction musculaire tardive ou insuffisante ?

Oui certes, il en existe de rationnels et d'empiriques ; les uns nés de l'étude scientifique, les autres suggérés par « nécessité l'ingénieuse ». Quelle que soit leur origine nous n'en omettrons, nous n'en dédaignerons, n'en sous-entendrons aucun, ne leur demandant qu'une chose : de servir ; ne les couvrant que du plus décent des voiles, celui de la clarté médicale.

Reprenons les choses à leur point de départ.

La première urination matinale montre en action l'ensemble à peu près complet, et porté à leur summum de puissance, des diverses causes qui, chez un prostatique, peuvent entraver l'évacuation urinaire. Comptons :

1° La quantité d'urine accumulée dans la vessie pendant les quatre heures du premier sommeil est d'autant plus considérable que d'après l'usage à peu près général en fait de régime alimentaire, elle représente le produit d'une sécrétion consécutive au repas du soir.

2° Le sujet, en général, a passé ce temps couché sur le dos.

3° Ajoutons à ces causes l'immobilité complète qu'implique le sommeil.

4° Et ajoutons-y le sommeil même ; car il est d'observation qu'un prostatique, accidentellement contraint à garder le lit de façon continue, urine mieux pendant le jour que durant la nuit, à l'état de veille qu'à l'issue du sommeil. Fait dont l'explication physiologique, fondée sur la différence (corrélative à leur fonction) de structure et d'innervation entre les muscles qui veillent et les muscles qui dorment, cette explication, dis-je, nous entraînerait trop loin. Restant dans la sphère que, en la choisissant, nous avons volontairement circonscrite, rappelons donc seulement, pour nous-mêmes d'abord, le précepte de ne pas regarder de trop haut si l'on veut y voir clair ; puis, à l'usage du lecteur, l'avis de ne point s'étonner si, dans la série de conseils que nous croyons bons à formuler, il rencontre, à côté de l'application des lois biologiques, quelques produits d'un empirisme inspiré et contrôlé par l'usage, voire quelques simples recettes de garde-malade!

5° Mais comptons encore cependant, et quelque modestie qu'ils affectent en général sur ce point, ne faisons point à nos clients l'affront de compter uniquement pour mémoire les érections ou demi-érections qui, dans de semblables conditions de décubitus et de stase sanguine, actives ou passives, sont presque de règle.

Ceci dit, voici, pour commencer, transcrite telle que reçue, la lettre d'un aimable sexagénaire, à qui j'avais, d'après les données ci-dessus, tracé un plan de conduite pour l'emploi de ses nuits. Il le suit exactement, à ce qu'on va voir. Il l'a même agrémenté de quelques menues pratiques suggérées par son expérience, pratiques dont j'entends bien lui laisser l'honneur, tout en les couvrant de mon approbation la plus explicite. Sans être taxé de vanité, un chef d'école peut se montrer fier de tels disciples :

« Aux..., le 5 novembre 18...

« Vous me demandez, Monsieur le Docteur, de vous faire une espèce de compte rendu bien précis, point par point, de la façon dont je suis vos conseils par rapport à ma prostate. Je vous le dois par reconnaissance autant que par obéissance. Si j'ai omis quelque chose, rendez-moi, je vous prie, le service de m'en informer.

« Mon dernier repas est à 7 heures ; j'y bois peu. Eau et vin du Midi.

« A 10 heures, je prends un lavement de deux verres

d'eau *fraîche*. Pris lentement, rendu presque tout de suite.

« En me couchant, vers 10 heures et demie, j'urine d'abord, puis une seconde fois; puis une troisième encore avant de m'endormir; m'endormir *sans penser à mal*, comme vous me l'avez fait comprendre, et ce n'est pas le plus difficile. Je m'endors sur le côté droit.

« Presque à heure réglée, je suis réveillé entre trois et quatre heures du matin, par une envie sourde d'uriner. Plus je m'éveille, plus peu à peu je la sens. Après quatre ou cinq minutes, je descends de mon lit pour y satisfaire.

« Et j'avoue que, alors debout, si je prends en main mon pot, je trouve assez pénible de vous obéir sur ce que vous m'avez enjoint, d'attendre, de ne pas *lâcher* tout de suite. Mais voyez comme vous êtes un maître éclairé (et moi un bon élève); en y résistant, cette envie, qui m'avait semblé irrésistible, disparaît, s'évanouit au bout de six ou huit secondes — surtout si je n'ai pas pris mon pot qui, rien qu'en le touchant, me donne des idées.

« Voilà donc mon envie passée, complètement passée. J'attends debout et au bout d'une minute, presque montre en main, l'envie reparaît peu à peu. Mais celle-ci est différente. On y résiste, mais elle presse, presse... moi, je tiens bon, jusqu'à ce que je sente votre petit signe, vous savez, la *goutte au bout*. Alors je me laisse faire et me voilà soulagé. Je vous dirai, aussi, à ce propos, que quelquefois un *petit vent*, parlant par respect, qui s'échappe me fait sentir quelque chose qui me fait croire que c'est la *goutte* qui arrive. Mais non! c'était une illusion, une illusion de voisinage; il a fallu encore attendre. Le petit combat une fois établi, depuis la sensation de goutte jusqu'à ce que je me permette de pousser, n'a pas duré plus de huit à dix secondes.

« Mais je me souviens et je vous obéis, Monsieur le Docteur, en renonçant à pousser les dernières gouttes. Qu'y gagnerais-je d'ailleurs? Qu'amènerait cet effort qu'on s'imagine qu'il va amener quelque chose? Rien. C'est encore, comme vous dites, un piège que vous tend la nature. — Et puis il faut se réserver pour la suite, puisque je sens bien que la vessie ne s'est pas encore tout à fait vidée d'à cette fois.

« A ce coup, je connais que ça ne va pas marcher si vite. Mais puisque ça ne marche pas sur des roulettes, c'est moi qui vais marcher, et je ne m'en prive pas. Et savez-vous ce qui me réussit le mieux? Quand l'envie tarde à venir, je me promène yeux fermés, à tâtons, m'engageant loin de mon lit, entre les chaises, le bureau, la chauffeuse. Si je parviens à m'égarer, à ne plus me reconnaître, à me dire : « Si l'envie te prenait, tu n'aurais « pas tant seulement le temps...! » Prrt! rien qu'à cette idée, l'envie est venue.

« Un autre moyen que le hasard m'a appris. Un jour, pour regarder ma montre, je voulais allumer une bougie. Ma main tremblait, si bien que l'allumette allait s'éteindre sans que la mèche eût pris. Est-ce la peur? Est-ce à la fois la volonté, l'obligation et l'impuissance d'en finir à bref délai? Je ne sais, mais cette fois encore l'envie d'uriner s'est déclarée inopinément. Comment l'expliquer? Un plus savant y réussira. « De la difficulté « d'allumer la bougie naîtra la lumière! » dit en ricanant mon frère l'avocat. — Patience, cadet, chacun son tour !

« Qu'on y aide, qu'on laisse faire, cette seconde séance ne dure pas plus de trois minutes. Après quoi, ma foi! je me recouche. Si je tarde à m'endormir et qu'au bout d'un quart d'heure je sente un trop-plein, je me lève derechef et me remets à l'ouvrage. Mais ceci n'est pas la règle. En général, après mes deux évacuations, j'ai mérité et obtenu un second sommeil de trois heures, après lequel le soleil se levant remet tout en ordre dans ce bas monde, ma vessie comme le reste.

« Voyez et jugez, Monsieur le Docteur, car je pense bien que c'est par intérêt pour ma santé, ce dont je vous suis bien reconnaissant, que vous m'avez demandé cette sorte de compte rendu. Je vous prie donc de me mander ce qu'il y aurait à corriger ou à ajouter à ce régime, et

« Veuillez agréer, etc.

« X***.

« *P.-S.* — Je vous ai parlé du pot ; mais à ce sujet, j'ai fait une petite observation qui n'est pas sans importance. A côté des moyens d'amener plus vite le jet d'urine, il y a un moyen d'en prolonger la durée. Ce moyen est très facile : c'est d'user, au lieu d'un pot de chambre, d'un pot à eau. Ce dernier vase étant plus étroit, il est plus tôt rempli d'assez d'urine pour que, en pissant, cela fasse un *glou-glou*, dont le bruit est le meilleur moyen pour exciter à continuer d'uriner. »

Quel que soit celui de nous, chers confrères, qui hante ce genre de patients, qui compatisse à leurs misères, il ne peut manquer de recueillir une foule de recettes semblables. Loin d'en faire fi, qu'il les garde précieusement et les répande de son mieux. C'est son devoir. Bientôt peut-être — *cras mihi!* — qui sait si elles ne le toucheront point par un autre intérêt qu'un intérêt de clientèle !

Car les indications rationnelles que j'ai posées ne peuvent être éludées. Mais elles sont aussi pénibles qu'impérieuses. On le devine et je ne l'ai point caché : c'est un véritable combat à livrer chaque nuit; *lutte pour l'urination*, à un certain âge, équivalent trop réel de la lutte pour la vie. Étudions donc de près les moyens, si intimes puissent-ils paraître, soit de prévenir, soit d'atténuer ses conditions défavorables, soit même de·les faire tourner à notre avantage.

Et d'abord, la posture du combattant. Comme l'empereur Vespasien — dont le nom est si bien de mise à ce propos — c'est debout qu'il lui faut soutenir l'épreuve. Debout et au froid de la nuit ! En se levant qu'il ait donc soin de *recouvrir son lit*. S'il doit, dans les intervalles, y chercher un refuge, que ce refuge lui offre chaleur en même temps que repos pour reprendre haleine.

*Reprendre haleine*, dans notre cas, ne peut signifier qu'une chose : faire revenir aussi vite que possible l'envie d'uriner. C'est là le grand, le tourmentant *optatum*. Toujours ce retour tarde trop au gré de notre impatience.

Or, pouvons-nous l'accélérer ?

Oui, de deux manières : par voie mécanique et par voie psychique.

*Mécanique*. — Déambulation. Se mettre pour un instant nu, en changeant de chemise; — immerger la verge (notamment le gland découvert) dans un verre d'eau froide; — plonger la figure dans une cuvette d'eau froide; — se faire entendre le bruit de l'eau tombant de haut dans un vase.

*Psychique.* — Voie la moins connue et pourtant la plus féconde en efficaces ressources. « Quel paradoxe! va-t-on s'écrier. Et en quoi, bon Dieu, voulez-vous que l'intervention de l'esprit puisse ici servir? » — En quoi servir?... Devinez-le en voyant en quoi elle nuit. Le spectacle d'un malade que, pour mieux étudier son jet, vous voulez faire pisser devant vous, et qui se consume en stériles efforts, ce spectacle si fréquent dans votre cabinet, est-il donc resté pour vous également stérile? Ne vous a-t-il pas amené à penser qu'il est des fonctions de par la providentielle nature soustraites à notre empire, à nos déterminations raisonnées? Dans la vie usuelle, comme dans les annales cliniques, les exemples n'en abondent-ils pas? Un dyspeptique se préoccupe de tel repas qu'il appréhende trop lourd pour son estomac. Il craint une indigestion : il l'aura. Qu'une distraction cependant, par hasard, soit venue se mettre à la traverse : tout a passé comme une lettre à la grande boîte.

Autre exemple plus près du sujet. Tout récemment marié, un quadragénaire s'est trouvé faible devant l'épreuve du lit conjugal. Il lutte cependant, mais il échouera justement parce qu'il s'applique trop et trop itérativement à réussir. Heureusement il a consulté Langlebert qui, après avoir formulé une potion quelconque, lui tient ce langage : « Il faut à mon remède huit jours pour produire son effet. Par conséquent, ne devancez pas le terme. Vous m'entendez bien, JE VOUS DÉFENDS d'essayer quoi que ce soit, quelque peu que ce soit, avant huit jours révolus. » Le client sort plein de docilité. Mais qu'arrive-t-il? Du moment qu'il ne veut plus, du moment que au lieu de s'appliquer, comme il le faisait, à vouloir, il s'applique plutôt, au contraire, à ne pas vouloir, du moment en un mot qu'il a pu *s'oublier*, l'instinct déchaîné a agi. Et le voyant reparaître le cinquième jour, l'air radieux, le fin docteur, qui s'y attendait bien, lui dit malicieusement : « Vous revoilà sitôt? Je lis dans vos yeux que vous m'avez désobéi !

— Mon Dieu, oui, répond sans baisser les yeux l'impénitent pécheur, et je n'ai pas à m'en plaindre... (*sotto voce*) ni madame non plus. »

L'appareil excréteur de l'urine appartient-il à ce système d'organes qui, dans une certaine mesure et en telles circonstances données, ont besoin, pour bien remplir leur fonction, d'échapper à l'action de l'influx volitif? Appliquant à notre cas le rôle de gêneur, imputé par La Fontaine au « Scrupule » dans certain Conte galant, ne pourrions-nous dire ici :

La *volonté* survint qui pensa tout gâter...

Croyons-en les prostatiques. Ce sont eux, ce sont les expédients, fruit de leur imagination, et le succès de ces expédients qui vont nous dire à quel point notre présomption est fondée.

Assis au chevet d'un de ces malades qui souffrait de bronchite : « Savez-vous où j'aurai attrapé ça, docteur ? » me dit-il. Puis, désignant un petit meuble vers sa croisée : « Ce sera en allant, la nuit, prendre là-bas une pastille de Vichy.

— Et à quoi bon ce trajet? La boîte de pastilles, que ne la tenez-vous à portée, là, sur votre table de nuit?

— Sur ma table de nuit!... Jamais de la vie. Et ma prostate ?

— Votre prostate!... Eh! qu'a-t-elle à faire à cette pérégrination ?

— « Qu'a-t-elle...? » Ah! docteur! docteur! pour un spécialiste... Pendant que je vais là-bas à tâtons, pendant que j'ouvre l'armoire, que je cherche la boîte, mon attention est absolument détournée de l'envie d'uriner que j'attendais; et c'est quand je cesse d'y penser qu'elle revient. »

J'ai cité le trait comme typique. Mais ce n'est là qu'un révulsif du plus faible degré. Selon ses habitudes, son aménagement, son entourage, chacun peut s'en improviser un semblable.

Ainsi nous possédons, à Lyon, une place de telle étendue (Bellecour) et parfois des brouillards de telle épaisseur que si, à certains jours de novembre, un homme se trouvant au milieu de ceux-ci et de celle-là, a fait deux tours sur lui-même, il lui sera impossible de retrouver son chemin. Cette expérience, populaire dans la localité, n'est ignorée d'aucun de nos prostatiques. Assurez-vous que plus d'un, au grand avantage de sa miction entravée, la répète nocturnement, dans l'obscurité, pour peu que s'y prêtent les dimensions de sa chambre à coucher. Voyez d'ici, admirez et préconisez les merveilles uropoiétiques de ce colin-maillard sans bandeau.

Mais il est dans ce genre d'influences un réactif plus direct et plus puissant, celui que fournissent les facultés appartenant, dans notre organisme, à l'ordre le plus rapproché de la faculté qu'on se propose de mettre temporairement en interdit : un acte intellectuel inhibant l'acte volitif. Ce procédé est bien connu de quelques dilettanti du prostatisme. Il consiste, au moment où l'envie d'uriner se fait attendre, non seulement à diriger expressément l'esprit ailleurs, mais à l'occuper jusqu'à le lasser afin de le détourner d'une réalisation que plus il désire, plus

par cela même il retarderait. Deux confidences d'u-
ropathes émérites pour éclairer ce sujet un peu abstrus.
L'un, en ce cas, fait revivre le souvenir d'une alterca-
tion qu'il eut, timide enfant, avec un vieux professeur
grincheusement autoritaire. Il s'en retrace, en esprit,
le point de départ, les propos alternatifs, crée en quelque sorte la scène entière, la voix, l'accent, la figure,
le geste des personnages, et arrivé au bout... obtient ce
qu'il n'a point cherché. — Plus compréhensif, mon
second client, dans cette hypotypose toute mentale, met
en jeu simultanément le double tribut de l'esprit et du
cœur. Il se reproduit à lui-même l'image de son ancienne
séparation d'avec un être tendrement aimé. Par une
contention parfois portée jusqu'à la souffrance, il a,
sans les prononcer, entendu les dernières paroles,
les attendrissantes recommandations, fait reluire la
frappante expression des traits, senti l'agonisante étreinte
à l'heure du déchirement suprême,... et à ce prix...
Suis-je condamné à achever?

N'écrivant ceci que pour les malades, je n'ai point à
m'excuser, plus qu'ils n'auront, eux, à me remercier de
redescendre maintenant jusqu'aux plus bas, aux plus
vulgaires détails. — Pour le même motif, et afin que
l'initiation du client s'éclaire en suivant les mêmes
phases que celles durant lesquelles il rencontrera les
obstacles à sa fonction menacée, j'ai cru devoir inter-
vertir l'ordre accoutumé; au lieu d'exposer successive-
ment ce qu'il y a à faire *avant*, *pendant* et *après* l'urination, l'on m'aura donc pardonné d'avoir commencé
par l'*après*, de continuer par le *pendant* et terminer par
l'*avant*.

Sous le bénéfice de ces précautions oratoires, voici en quels termes il a été pourvu au *présent*, c'est-à-dire à la technique de l'acte même, grâce à ces vers d'un poète amateur inspiré par je ne sais quelle Muse Gauloise :

### LES COMMANDEMENTS DU PROSTATIQUE EN ACTION.

Le jet engrené, laisseras
Couler l'eau bien tranquillement.

Debout, penché, front appuiras
Contre un mur... *de soutènement.*

De tout effort tu t'abstiendras,
Bouche, glotte et le c.. béant.

Par deux fois décaloteras,
Le sphincter s'en élargissant (1).

Point de distractions : sois à
Ton affaire exclusivement.

*Vade retro* surtout diras
A Vénus : c'est congestionnant.

« Congestionnant ». Ce mot de la fin me fournit le paragraphe final, ou plutôt deux paragraphes, car il y a ici à considérer ce phénomène à un double point de vue : 1° *la congestion nocturne* qui, chez le prostatique, concourt à produire la dysurie nocturne ; 2° la congestion habituelle ou, pour mieux dire *l'habitude des congestions*, habitude à laquelle on a eu tort sans doute d'attribuer exclusivement l'hypertrophie de la prostate, mais qui, en tout cas, contribue puissamment à provoquer, à aggraver les accidents dont cette hypertrophie est le point de départ.

(1) Cette synergie est une loi du fonctionnement des orifices. Si, pour mieux explorer la face postérieure du pharynx, vous voulez obtenir la dilatation de l'isthme du gosier, commandez au malade d'ouvrir la bouche aussi largement que possible.

1° La *congestion nocturne*, à un plus ou moins haut degré, est toujours présente chez l'homme dont la prostate est dans l'état désigné sous le nom d'hypertrophie. Nous passerons tout à l'heure en revue les ressources dont le médecin dispose pour prévenir la tendance *aux congestions* de cette région. Mais quant à *celle* que chaque nuit ramène inévitablement par un mécanisme complexe que nous avons analysé, voici ce qui à titre de palliatif, doit être recommandé au prostatique :

Boire peu au dernier repas.

En cas de constipation, pour supprimer l'élément congestif qui résulte de l'acte défécateur, prendre dans l'après-midi un lavement tiède de décoction de graines de courge. N'en introduire que la quantité qu'on peut garder sans effort près d'une demi-heure.

Dans la soirée s'abstenir de bière, vin blanc, boissons gazeuses, glaces, thé.

Avant de se mettre au lit, arroser les parties d'eau froide (étant accroupi sur une large cuvette), que l'on y projette d'une certaine hauteur avec le contenu du pot à eau.

A la même heure, prendre un lavement de deux verres d'eau fraîche, je dis : seulement *fraîche*. On peut le rendre presque immédiatement.

Tâcher de s'endormir étant couché non sur le dos, mais sur l'un des côtés, le droit de préférence.

Un seul matelas, de crin s'il est possible ; bien entendu, pas de lit de plume.

Quelque rare qu'il soit, et doive être, il faut prévoir le cas où un malade dormirait ordinairement toute la nuit, d'une traite. L'intensité de la dysurie à prévoir alors étant en rapport avec la durée du sommeil qui a précédé, il serait rationnel qu'il se fît réveiller au bout de quatre ou cinq heures.

2° Les *congestions habituelles*. — Tout ce qui entrave l'évacuation de l'urine, tout ce qui retient une partie de ce liquide dans la vessie occasionnant la stase du sang veineux dans les plexus intra et péri-prostatiques, on pourrait dire que l'hypertrophie de la prostate engendre bien plutôt la congestion qu'elle n'en provient. Mais, quoi qu'il en soit, de cette filiation résulte parfois un quiproquo physiologique, qu'il importe de signaler à cause de ses fâcheuses conséquences, d'autant plus fâcheuses que souvent leurs victimes les aggravent soit en se les dissimulant par ignorance, soit en les dissimulant par amour-propre. Un exemple va éclaircir ce que cet énoncé a d'obscur. Le voici, tel du moins qu'on le contait à la salle de garde de l'Hôtel-Dieu..., par conséquent sous toutes réserves, n'est-ce pas.

Même à ses propres yeux, P. J. R. ne pouvait que difficilement, ayant soutenu sa thèse inaugurale en 1803, passer, vers 1840, pour un jeune homme. Ce fut donc avec ébahissement qu'on accueillit dans l'internat la nouvelle de son prochain mariage : avec ébahissement et une sorte de peine, car parmi nous, il s'était fait aimer autant qu'estimer, tant sa paternelle familiarité tranchait avec l'allure gourmée de son illustre prédécesseur. Aussi ne tarda-t-il pas à s'ouvrir du projet en question avec son interne. Mais, aux premiers mots, celui-ci recule d'un pas ; puis, le futur-passé toisé d'un œil discret : « Mais, Monsieur, hasarde-t-il non sans hésitation, mais, Monsieur, pensez-vous que... avez-vous de solides raisons pour croire que...? » « Non, non, mon ami, s'écria le chef de service, ne craignez rien ;

je me suis bien observé, que diable, et... et je vous as-
sure que... »

Et, de courts délais expirés, la noce a lieu sans bruit.

Mais, le lendemain, dès son entrée dans la salle, l'o-
reille basse, l'excellent homme tirant à part son interne : « Ah! mon ami, lui dit-il à l'oreille, je m'étais
trompé de diagnostic : c'était une maladie de la prostate !»

Cette due rectification faite à l'observation, le vénéré
patriarche garda probablement pour lui sa déconvenue.
Mais nul de nous ne conçut de doute sur l'issue de cette mé-
prise, sur le bonheur des époux. L'hôpital nous répondait
du ménage. Avec quelle loyauté, au lit du malade, celui-
là n'avouait-il pas ses rares erreurs de diagnostic ! Avec
quelle habileté, quelle grâce, quelle générosité ne sa-
vait-il pas les réparer !

Mais là où il battit en retraite, d'autres moins éclairés
ou plus vains s'obstinent. Et vous devinez les conséquences?... Autant de prédestinés aux plus précoces et plus
graves accidents du prostatisme.

Car la théorie a beau dire. S'il est vrai qu'il faut autre chose que des poussées congestives pour créer l'hypertrophie prostatique, leur renouvellement intempestif
ne peut pas ne pas avoir d'influence sur l'évolution de la
maladie déjà formée. Dans cette pathologie, comme en
tout ce qui touche aux confins du domaine de Cythère,
la délimitation entre les causes et les effets est toujours
délicate et n'est pas toujours facile. En somme, plus que
toute autre variété d'uropathes, les prostatiques sont sujets à des érections nocturnes habituelles ; ceci est ad-
mis par tous les auteurs. Et, quoique faibles, improducti-
ves, quoique cessant dès qu'a cessé le besoin d'uriner, ces
érections peuvent réveiller le sens génésique engourdi,

porter un vieillard à des entreprises qui, fructueuses ou non, auront toujours un fâcheux retentissement sur l'état de son appareil génito-urinaire.

Et, par contre, dans d'autres cas, ce n'est plus le prostatisme qu'il faut accuser; ce n'est pas lui qui a été le point de départ. Entre les deux facteurs mis en suspicion, pas d'hésitation possible : c'est la passion libidineuse qui a commencé. A elle seule il faut s'en prendre si, à la suite soit de coïts, soit seulement d'impuissants essais, un Géronte a, pour la première fois, senti l'invasion d'une dysurie prostatique jusqu'alors laténte.

Ici, une petite digression sur les causes finales. A quoi sert la prostate? disais-je en commençant. Peut-être le comprendra-t-on maintenant. Vous entendez partout répéter que la nature sacrifie la vie de l'individu à la perpétuation de l'espèce! Non, prudente et raisonnable, ici comme ailleurs, notre mère ne frappe jamais sans avoir averti. Aussi a-t-elle créé, pour sauvegarder l'un et l'autre intérêt, un organe inhibiteur destiné à prévenir l'homme du préjudice que lui cause, à lui, le coït effectué à l'âge où il ne pourrait plus engendrer qu'une race de qualité inférieure. Quel autre sens, en effet, donner aux lésions de la prostate spécialement observées chez le sexagénaire qui n'a pas *enrayé à temps*? Et qui ne reconnaîtra dans le gémissement du dysurique, dans le cri d'angoisse du strangurique les cris d'appel plus ou moins pressants de la sentinelle providentiellement préposée à la double conservation et de l'individu et de l'espèce?

Mais reprenons. Quelle qu'ait été la succession des divers éléments congestifs, que l'orgasme vénérien soit responsable en tant qu'agent causal, ou excusable en tant que produit d'un état morbide, il découle de l'ambiguïté même des conclusions de cette étude un précepte formel, un de ces préceptes hors desquels il n'est point de salut :

*Interdiction absolue de tout acte, de toute tentative génésique, à l'homme qui a passé l'âge où le désir capable de provoquer une érection suffisante n'est plus suscité chez lui par la seule influence de l'imagination et des contacts généraux, sans le secours d'attouchements directs locaux.*

On le voit je ne désigne par là ni n'exclus personne puisque je ne fixe point de limite d'âge, c'est à chacun, s'il est clairvoyant, de se reconnaître s'il est sage, de se faire justice.

Mais outre les imprudents et les aveugles, il faut compter avec les sourds, j'entends ceux pour qui fut fait le proverbe. Parlons donc assez haut et clair pour que de ceux-là mêmes aucun ne puisse dire qu'il n'a pas entendu.

Dans ses dangereux amours séniles, l'homme cède à l'un ou l'autre de ces deux mobiles contraires : l'*altruisme*, l'*égoïsme* : tous deux correspondant, comme conséquence, le premier au coït qu'on suspend, le second à la contrefaçon de cet acte.

L'*Altruiste* peut exciper d'un motif spécieux pour espacer durant le coït la série des mouvements préparatoires spéciaux, pour ajourner la conclusion de l'acte. Si vous le confessez, mis par vous au pied du mur, il se retranchera derrière une autorité chère à tout médecin, le charmant précepte de notre Ambroise Paré, cette phrase, perle de son inimitable chapitre sur la « Manière d'habiter, etc., » lorsque, *s'arrêtant* lui-même au milieu de sa description, il peint les époux

« s'attendant l'un l'autre pour faire plaisir à son compagnon ! » — Mais n'en croyez que sous bénéfice d'inventaire, le barbon, très suspect citateur, qui vous consulte. En pressant le client, voyez s'il n'agit pas dans son exclusif intérêt, si, brûlant en cette circonstance sa dernière ou avant-dernière cartouche, ce n'est pas dans le seul but d'en tirer, à son profit, le meilleur parti qu'il ménage ainsi ses munitions? Quoi qu'il en soit du motif d'ailleurs, la conséquence pour lui est la même, antihygiénique, préjudiciable au premier chef. L'art de doubler ainsi l'intensité de l'extase sensuelle est tout simplement l'art de tripler l'intensité de la congestion pathogène.

Tout autre va comparaître ici l'*Égoïste*. Sans fard, celui-ci ne cache sous aucun prétexte sa dépravation de parti pris. Il n'opère, il se pique de n'opérer que pour son compte, qu'en vue de sa satisfaction personnelle, et s'il donne un rôle à la femme, c'est parce qu'il en fait, parce qu'il paie en elle, un instrument perfectionné. Est-il besoin de désigner plus clairement ce mécanisme dont l'emploi est devenu une profession qui partout aujourd'hui s'étale sans vergogne, est tarifée selon les raffinements de la mise en œuvre; profession, comme toute autre, ayant ses *artistes*, qui ne se plaindront pas, ceux-là, de ne pas recevoir d'encouragements!

Et cependant, je dois insister, car il faut bien analyser son fonctionnement pour pouvoir signaler ses dangers. Mais fort heureusement un mot va suffire.

Dans l'âge viril, c'est-à-dire lorsqu'elle a lieu selon le vœu de la nature, comment est produite l'érection? — Par le désir né de l'attrait.

Son mode d'éclosion? — Presque instantané.

Sa durée? — Le temps de remplir son office (toujours trop court au gré du principal intéressé).

Dans ces conditions, l'afflux temporaire du sang dans un système vasculaire intact, dont les parois ont toutes leurs propriétés rétractiles, est pour ce système organique un incident dont il ne doit pas garder, dont il ne gardera pas plus trace qu'il n'en a subi de dommage.

Changez maintenant, changez du tout au tout les éléments du problème, c'est-à-dire, avec l'âge, le substratum anatomique ainsi que les agents physiologiques du phénomène à produire.

*Localement* supposez, comme elles sont alors, des veines à parois très minces, dilatées et offrant la forme de sinus.

*Vitalement*, supposez un système nerveux central déjà épuisé par le surmènement génital, depuis longtemps ne répondant plus aux appels que lui adressent soit l'excitant affectif, soit l'excitant sensuel.

. *Mécaniquement* enfin, à ce système organique, sous tous les rapports type de flaccidité, supposez appliqué un appareil type, lui, à la fois d'intime adaptation, de puissance sans terme, d'infatigable activité, de multiplicité des moyens propres à réaliser son but; notez, en outre, que cet appareil fonctionne par voie d'aspiration continue...

. Et dites si, par l'acte ainsi perpétré, toutes les causes de congestion pathogène ne semblent pas s'être donné rendez-vous dans la malheureuse prostate du malheureux héros de cette encore plus triste que sale — et, c'est beaucoup dire — aventure, qui commence sur un effondré canapé de proxénète et, pour peu qu'elle se répète, ne peut finir que sur un lit de douleur.

Dût cet *Appendice* rappeler le fameux *Post-scriptum* déclarant retrouvé certain parapluie que la lettre parvenue à destination signalait à titre d'objet perdu, je le maintiens. Il ne sera pas inutile pour marquer, en même temps que l'utilité du présent écrit, la limite de cette utilité. Car voici le sérieux malentendu qu'il y a lieu de prévoir :

« Les inconvénients du prostatisme sont bien tels que vous les présentez, me dira-t-on ; vous n'en avez omis, ni dissimulé aucun. Mais n'auriez-vous pas à vous reprocher un défaut contraire quant à leur thérapeutique ? Après le supplice de les subir, n'est-ce pas un égal supplice de s'en traiter selon vos indications ? Que sert ce luxe de moyens ?

> N'en ayez qu'un, mais qu'il soit bon.

a dit le fabuliste. Conformez-vous à son précepte. Ce dysurique souffre, la nuit, d'une vessie trop pleine. Videz-la avant qu'il se mette au lit. Voilà tout le mystère. Ce lui sera sans doute un crève-cœur de se montrer infidèle à vos principes de haute psychologie appliquée à l'art de pisser ! Mais la sonde a consolé de plus cuisants déboires. »

La sonde, en effet, est le moyen libérateur par excellence. Et j'accentuerai l'objection en disant moi-même : « Pourquoi tant lanterner, quand on a le salut dans sa trousse ? » Mais, en fait, le procédé a-t-il la valeur dont la théorie le gratifie ? Est-il aussi prompt, aussi sûr qu'on l'affirme ?

*Aussi prompt?* — Il est permis d'en douter, puisqu'on ne peut éviter les accidents graves auxquels, en ce cas, le cathétérisme expose tout malade (1), que par l'ensemble de précautions suivantes :

« Faire en sorte que l'urine s'écoule lentement par la sonde, *presque goutte à goutte.*

« Jamais ne mettre la vessie à sec.

« Après avoir retiré une certaine quantité d'urine, injecter un liquide antiseptique. »

A la suite de ces conseils, de l'observance desquels les auteurs les plus récents font avec raison une règle absolue, ils nous préviennent :

« Que, dans le cas de grande distension de la vessie, il faut, en procédant ainsi, douze ou quinze minutes pour laisser sortir un litre environ d'urine. »

Je laisse donc à juger, d'abord, s'il y a économie de temps.

*Aussi sûr?* — Pour savoir ce qu'il en est, puis-je mieux faire que de continuer comme j'ai commencé, que de procéder par citations? Non, assurément, quand il m'est donné de les emprunter aux partisans de la sonde.

Voici en effet comment, combien de fois, en quels termes s'exprime à cet égard le très consciencieux auteur de l'article précité :

« On observe parfois des hémorrhagies abondantes à la suite d'un cathétérisme, même quand il a été pratiqué suivant toutes les règles (2). »

Et comme s'il ne voulait pas avoir à se reprocher d'avoir laissé le lecteur incomplètement averti : « Un cathétérisme même régulièrement pratiqué, dit-il, re-

---

(1) « Une évacuation rapide de la vessie expose à la production d'une hématurie et prépare le terrain pour le développement d'une cystite. » (*Dictionn. encycl.*, t. XXVII, p. 514.)

(2) *Ibid*, p. 513.

venant avec plus d'insistance sur ce point, a pu produire une érosion de la muqueuse qui, habituellement
congestionnée, livre passage à un peu de sang; celui-ci
se répand rarement au dehors, mais se mélange à l'u-
rine. Lorsque le traumatisme est plus important, l'hé-
morrhagie acquiert quelquefois une abondance assez
grande pour distendre la vessie (1). »

Et le cathétérisme *avait été régulièrement pratiqué!*
— D'ailleurs des dangers d'un autre ordre peuvent en
résulter, et cela malgré l'emploi des précautions asep-
tiques, ainsi qu'en témoigne la citation suivante :

« La cause occasionnelle la plus importante de la
cystite est le cathétérisme. Sans parler des dangers auxquels expose l'introduction d'un instrument chargé de
produits septiques, l'exécution de cette manœuvre *en
elle-même* est souvent l'origine de graves dangers. (2) »

*Souvent! Graves dangers!* Il y a là de quoi faire
réfléchir. Et ce qui suit est-il de nature à atténuer cette
impression? Lisez encore :

« Toutes les fois que l'évacuation commence à être
incomplète, il faut secourir la vessie au moyen de la
sonde... On devra appliquer ce traitement dès que le
malade franchit les limites de la première à la seconde
période; il devra être continué pendant tout le temps
que la vessie ne se videra pas, c'est-à-dire, dans l'im-
mense majorité des cas, pendant toute l'existence du
malade (3). »

On ne vous avait point dissimulé la nature de la peine.
Vous savez maintenant quand elle commence. Quant

(1) *Dictionn. encycl.*, t. XXVII, p. 529.
(2) *Ibid.*, p. 526.
(3) *Ibid.*, p. 538.

à sa durée..., c'est une faveur de la providence de vous cacher la date du terme. — Mais ceci dit, si vous voulez connaître le bilan de votre situation, dressé par la même main, dont il serait superflu de louer à nouveau la prudente sûreté, lisez comment il conclut sur le parti à prendre au sujet des malades arrivés à la troisième période :

« Le cathétérisme a, suivant les cas, des conséquences heureuses ou rapidement funestes... Avant de pénétrer dans l'urèthre d'un prostatique à cette période, il faut être prévenu qu'une tentative de cathétérisme, si bien conduite et si modérée qu'elle soit, peut être suivie d'accidents qui emportent rapidement le malade. En outre, certains de ces sujets, abandonnés à eux-mêmes, survivent pendant un temps relativement long, sans être tourmentés par de réelles douleurs : voilà deux raisons qui plaident en faveur de l'abstention (1). »

Mais n'exagérons rien cependant, et surtout n'exagérons ni dans un sens ni dans l'autre.

Les griefs justement allégués ci-dessus contre le sondage concernent particulièrement son emploi durant les phases avancées de la maladie, alors que les tissus et que l'organisme, lui aussi, sont devenus plus vulnérables. Mais quoique moins pressant, le danger dont nous menace l'instrument existe à toute période. Que d'exemples ne cite-t-on pas de sujets n'ayant, ou ne croyant avoir sous ce rapport qu'une simple incommodité, et qu'un cathétérisme, *même très régulier*, a fait passer à l'état de cas graves?

Aussi une des pressantes préoccupations de la chi-

______

(1) *Dictionn. encycl.*, t. XXVII, p. 538.

rurgie contemporaine doit-elle être de rechercher les moyens propres à se dispenser de cette opération en pareilles circonstances. A quel point, par exemple, n'est-elle point contre-indiquée dans l'accident le plus ordinaire et le plus sérieux, chez un de ces malades, lors d'une hématurie qu'on ne peut guère traiter efficacement que par l'injection vésicale? Une injection, donc d'abord un sondage...

Regardez-y de près, je vous prie, pensez-y à deux fois avant de tenter l'opération qu'on traiterait avec indulgence, en ne la qualifiant que de hasardeuse; car évidemment elle perdrait, et elle nous perdrait, à devenir chirurgicale, la licence poétique qui a fait dire : « *Quâ cuspide vulnus senserat, hac eadem cuspide sensit opem.* » Est-ce moins s'exposer à blesser la logique que la muqueuse, que de porter sur elle, pour la guérir d'une lésion, l'instrument même qui l'a lésée? A ce compte, la chirurgie ne doit-elle pas être redevable à M. Lavaux de l'ingénieux mécanisme grâce auquel il peut, *sans sondage*, faire des injections intra-vésicales antiseptiques, sédatives, et, ce qui nous intéresse le plus, hémostatiques (injections d'eau très chaude boriquée) dont l'effet s'est montré immédiat? Un plus ample informé, indispensable en si grave matière, nous fixera à cet égard.

Bien que — j'aime à le lui répéter — elles ne s'appliquent point à son cas, ces terrifiantes révélations inspireront, je crois et je l'espère, au prostatique *de la première période* une appréhension salutaire. D'abord, ne fût-ce que sous le rapport de l'économie de temps,

il ne voit guère ce qu'il aurait à gagner à un cathétérisme dont le *managment*, pour l'avoir inoffensif, ré-
clame tant de précautions antiseptiques dans les temps
préalables de l'opération, et, pour peu qu'il ait un pied
en deçà de la limite réglementaire, tant de lenteur cal-
culée dans l'évacuation qui en est le but final.

Mais quant au point principal, la sécurité, quant aux
chances d'accidents sérieux, pour vous décider entre mon
système et l'intervention de l'instrument, entre les *petits
soins* et les *grands chirurgiens*, voulez-vous un bon avis?
Entendez celui que je provoquai et reçus moi-même :

Il y a un an, je dînais chez un professeur de la Faculté, que je pourrais bien appeler *para-urologue*, tant
sa spécialité se rapproche de celle de son collègue le
professeur Guyon. A ce titre, comptant sur lui pour un
avis compétent, et *espérant* aussi qu'il ressentait peut-
être déjà un commencement d'intérêt personnel à com-
patir à de telles misères, je l'entretins des miennes. Nous
étions seuls. Il m'écouta jusqu'au bout avec une attention, avec un recueillement on ne peut plus sincères.
Puis, la confession finie, me regardant en face : « Continuez à vous soigner, me dit-il, continuez à vous soigner
comme vous l'avez fait jusqu'ici, et ne songez à la sonde
que lorsque vous ne pourrez pas mieux faire. Une fois
qu'on y a ou qu'elle vous a touché... » Je n'en deman-
dai pas davantage, lui serrai la main, refusai le verre
de chartreuse qu'il me tendait, et rentrai au salon cau-
ser avec les dames.

Pour moi, à dater de ce jour, la cause fut instruite et
l'arrêt exécutoire. — A votre tour de prendre un parti,
chers confrères. Vous avez en mains les pièces du procès. Et si je suis sûr du soin que vous allez mettre à les

compulser, ce n'est pas, croyez-le bien, par amour-propre d'auteur. Un autre motif me répond de votre religieuse attention ; motif que je comprends et qu'on ne pourrait trop approuver, puisque, dans le procès pendant, tôt ou tard, trop tôt dans tous les cas, hélas! vous pouvez bien être devenu juge et partie.

Mais j'y pense : un scrupule! Un scrupule, ou plutôt une appréhension... En exposant, en grossissant les dangers du cathétérisme aux yeux des *jeunes* prostatiques pour lesquels il n'est, ne peut être qu'un objet de luxe, ne vais-je pas, à leur grand préjudice, en détourner une autre classe, les prostatiques plus avancés, ceux-là justement pour qui j'écris.

En cas de rétention, *seul* il calme sur l'heure la souffrance ;

Plus tard, méthodiquement répété et distribué, seul il donne la précieuse et double chance : A. de pouvoir repasser dans la *première* période ; B. d'éviter de passer dans la *troisième*.

En cette matière, en effet, il serait irrationnel de ne voir que des situations tranchées et fixes, et imprudent surtout de ne traiter que des *primitifs* ou des *secondaires*. Que de gens, au contraire, que d'irréguliers *incertæ sedis*, passant et repassant à chaque instant la frontière, ont un égal besoin tantôt qu'on leur passe la sonde, tantôt qu'on ne la leur passe plus!

Tel prostatique *fin de première période* évacuait jusque-là spontanément sa vessie. Il le croyait du moins : mais un cathétérisme lui prouve qu'il n'en est rien ; qu'à moins de se sonder chaque soir, la contractilité du réservoir est prochainement menacée : — sujet temporairement tributaire du cathétérisme.

Ailleurs, plus nettement encore, se dessine cette indication complexe et alterne, l'impérieuse obligation de faire ou de ne pas faire. En pleine sécurité de franche première période, un prostatique s'est refroidi ; la rétention se déclare. La sonde s'impose. Mais pour cet accroc accidentel, qui n'aura pas de lendemain, faut-il multiplier les cathétérismes, les prolonger au delà du recouvrement de la fonction ? Ne dépasserait-on pas par là le but ? Loin de la soulager, ne serait-ce pas bien plutôt *pigrifier* la fibre vésicale, que de lui enlever ainsi toute occasion de s'exercer ?

Mais je m'arrête. Il est certains sujets qui ne veulent pas n'être qu'effleurés ; comme il est certaines plumes qui sur ces sujets n'ont, ce me semble, qualité que pour effleurer. Trop aisément alors, une fois lancées sur cette pente, oublieuses de ce qui leur manque, se laisseraient-elles aller à l'hypothèse. Et je veux donner l'exemple contraire en m'en tenant au peu dont je suis sûr, dont j'ai constaté et la réalité et l'importance.

Que si, ayant néfastement doublé le cap de la sonde, chers lecteurs, si, destinés à de plus tenaillantes épreuves. vous me demandez un bon pilote pour le reste de votre navigation, adressez-vous au maître, à celui dont la vaste et lucide observation lui permet de mettre toutes les exigences cliniques en regard de toutes les ressources thérapeutiques dans les plateaux de la plus sûre et plus consciencieuse balance, au professeur Guyon... Mais, pour le coup, cette fois je m'arrête. Pourrais-je vous laisser en meilleure compagnie !

996-92. — CORBEIL. IMPRIMERIE CRÉTÉ.